Edi Guillermo García

Ejercicio físico en cuidados paliativos

Edi Guillermo García

Ejercicio físico en cuidados paliativos

Movimiento y calidad de vida

Editorial Académica Española

Imprint

Any brand names and product names mentioned in this book are subject to trademark, brand or patent protection and are trademarks or registered trademarks of their respective holders. The use of brand names, product names, common names, trade names, product descriptions etc. even without a particular marking in this work is in no way to be construed to mean that such names may be regarded as unrestricted in respect of trademark and brand protection legislation and could thus be used by anyone.

Cover image: www.ingimage.com

Publisher:
Editorial Académica Española
is a trademark of
Dodo Books Indian Ocean Ltd. and OmniScriptum S.R.L publishing group

120 High Road, East Finchley, London, N2 9ED, United Kingdom
Str. Armeneasca 28/1, office 1, Chisinau MD-2012, Republic of Moldova, Europe
Printed at: see last page
ISBN: 978-3-659-02912-7

ÍNDICE

Introducción

Los cuidados paliativos constituyen un planteamiento que mejora la calidad de vida de los pacientes y sus allegados cuando afrontan problemas inherentes a una enfermedad potencialmente mortal. Previenen y alivian el sufrimiento a través de la identificación temprana, la evaluación y el tratamiento correcto del dolor y otros problemas, sean estos de orden físico, psicosocial o espiritual (1).

A través de un equipo multidisciplinario de salud, los cuidados paliativos se brindan a personas enfermas y a sus grupos familiares. No son solo enfermos oncológicos, puede tratarse de cualquier tipo de enfermedad cuyas posibilidades de cura se hayan agotado luego del intento científico y racional aplicado a los tratamientos médicos asistenciales (2).

La actividad física puede mejorar o mantener el bienestar físico y psicológico en pacientes con cáncer paliativo. Entre esos beneficios mejora la calidad de vida, la función circulatoria, la función respiratoria, la fuerza muscular, energía, la calidad del sueño, la flexibilidad y el rango de movimiento, la imagen corporal, la autonomía e independencia, el estado anímico, y el apetito. Puede reducir el estrés, la ansiedad, la depresión, la fatiga, nauseas, el efecto sobre las contracturas articulares, el dolor, la atrofia muscular, la disnea, el estreñimiento, el linfedema (3).

La entidad canadiense Cancer Care Nova Scotia, a través de publicaciones llevadas a cabo por Albrecht & cols. (2012) y Alsharif & cols. (2013), hace especificaciones sobre un programa de ejercicios en cuidados paliativos para pacientes con cáncer en el continuo de la enfermedad; se recomienda entrenamiento de la capacidad aeróbica como caminar, ciclismo, nadar, yoga, tai chi, qi gong, con una intensidad de ligero a moderada, frecuencia de 1-2 días a la semana, con una duración que se adapte a las necesidades individuales de la persona; la fuerza con el propio peso corporal, bandas elásticas, pesas libres, sin especificaciones sobre la intensidad, frecuencia de 1-2 días a la semana, con duración según la tolerancia particular;   y la flexibilidad, por ejemplo estiramientos y movilidad de rangos articulares, apuntando a todos los grupos musculares, concentrándose en las áreas que pueden haber sido afectadas por el tratamiento con esteroides, radiación o cirugía, con una frecuencia diaria, manteniendo cada estiramiento 30 segundos, para luego repetir en el lado opuesto (3).

Sin embargo, la dinámica de la programación del ejercicio en cuidados paliativos tiene características propias puestas en evidencia por Oldervoll & cols. (2005) y Jensen & cols. (2014).

Oldervoll & cols. (2005) solicitaron la inclusión de cien pacientes participantes para un programa de ejercicio. Sesenta y tres pacientes accedieron. Dieciséis (25%) de los 63 pacientes abandonaron el estudio después de dar su consentimiento, pero antes de que comenzara el programa debido a problemas médicos, razones sociales o muerte. Así, 47 pacientes iniciaron el programa de ejercicios. Trece pacientes se retiraron durante el programa debido a muerte súbita, problemas médicos o razones sociales. Las razones más frecuentes de abstinencia fueron aumento del dolor u otros síntomas. Treinta y cuatro pacientes completaron el programa de ejercicios (54 %) (4).

Jensen & cols. (2014) ofrecieron alguna forma de ejercicio físico (EF) o por otro lado terapia física (TF), a 572 pacientes con cáncer terminal durante 3,5 años, de los cuales 528 pacientes (92%) pudieron realizar al menos una unidad de EF / TF (promedio de 4,2 unidades / paciente). Las modalidades más frecuentes fueron los ejercicios físicos en el 50%, la terapia de relajación en el 22%, el entrenamiento respiratorio en el 10%, y el de posicionamiento postural y el tratamiento del edema linfático en el 6% cada uno. El ejercicio físico y el tratamiento de posicionamiento se realizaron con mayor frecuencia en pacientes de edad avanzada respectivamente, mientras que la relajación y el tratamiento del edema linfático se utilizaron con mayor frecuencia en los más jóvenes. El entrenamiento respiratorio se realizó con mayor frecuencia en el cáncer de cabeza y cuello y el cáncer de pulmón, el tratamiento de posicionamiento en pacientes con tumor cerebral, y el tratamiento del edema linfático en pacientes con sarcoma (5).

Con implicancias para la práctica, los hallazgos respaldan el uso del ejercicio físico, no solo como una intervención segura y factible en pacientes con cáncer en etapa avanzada y cuidados paliativos, sino también como un método potencial para controlar el deterioro funcional, el manejo de los síntomas y la calidad de vida relacionada con la salud para este grupo de pacientes. Comprender los deseos, las capacidades y los beneficios relacionados con el ejercicio físico en pacientes con cáncer en etapa avanzada no solo es beneficioso, sino necesario para hacer las mejores recomendaciones a los pacientes y sus familias. Mejorar, retrasar el declive o mantener el estado funcional, el manejo de los síntomas y la calidad de vida relacionada con la salud para pacientes con cáncer en etapa avanzada y cuidados paliativos mediante el uso del ejercicio físico tiene el potencial de reducir la carga de la atención, así como los costos médicos asociados con estadías más prolongadas en hospitales o centros especializados (6).

A modo de optimizar y contribuir a la calidad de vida de pacientes con enfermedades crónicas y progresivas, en adelante se indaga sobre la implementación del ejercicio físico en personas con cáncer avanzado en un entorno domiciliario, brindando además una visión particular por medio de un caso clínico junto a pautas de trabajo de elaboración propia.

Bibliografía

1- OMS *"Cuidados paliativos"* 2018 en https//www.who.int/es/news-room/fact-sheets/detail/palliative-care

2- AAOC *"Cuidados paliativos"* consulta marzo de 2019 en http://aaoc.org.ar/pagina/cuidados-paliativos

3- Cancer Care Nova *Scotia "Physical Activity & Exercise Benefits Cancer Patients and Survivors"* Volume 5 Number 1 Spring 2015

4- Oldervoll LM, Loge JH, Paltiel H, *"Are palliative cancer patients willing and able to participate in a physical exercise program?"* Palliat Support Care. 2005 Dec;3(4):281-7.

5- Jensen W, Bialy L, Ketels G *"Physical exercise and therapy in terminally ill cancer patients: a retrospective feasibility analysis"* Support Care Cancer. 2014 May;22(5):1261-8. doi: 10.1007/s00520-013-2080-4. Epub 2013 Dec 7

6- Albrecht TA, Taylor AG *"Physical Activity in Patients With Advanced-Stage Cancer: A Systematic Review of the Literature"* Clin J Oncol Nurs. 2012 Jun 1;16(3):293-300. doi: 10.1188/12.CJON.293-300.

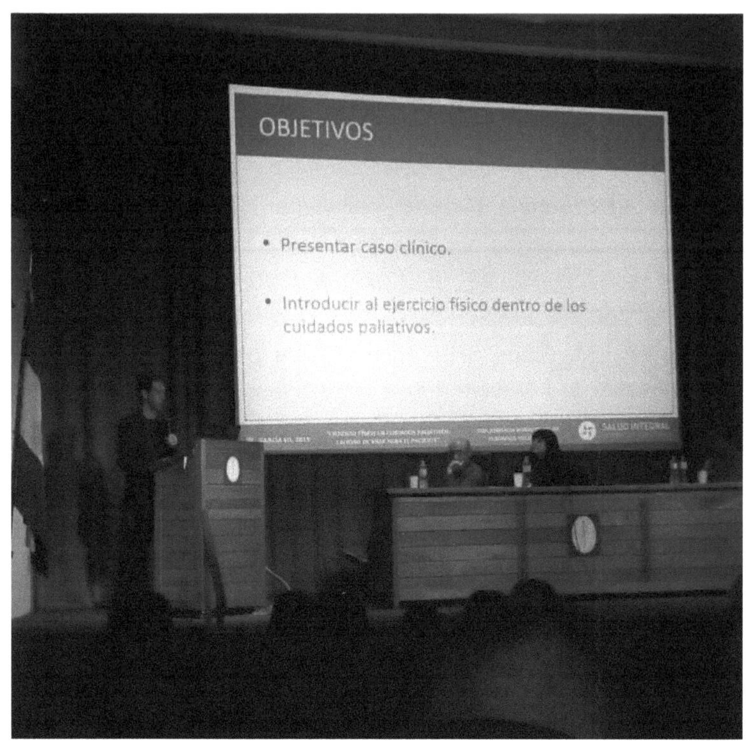

Conferencia sobre *"Ejercicio físico en cuidados paliativos"* en la
2°Jornada Bonaerense de Cuidados Paliativos *"Optimizando la calidad
de vida en pacientes con enfermedades crónicas y avanzadas"*,
Facultad de Ciencias Médicas de la Universidad Nacional de La Plata,
República Argentina, año 2019.

CAPÍTULO 1. **Generalidades**

Los cuidados paliativos según el "Programa Nacional de Cuidados Paliativos" de la República Argentina a través de sus entes, Ministerio de Salud e Instituto Nacional del Cáncer, son la asistencia activa, holística, de personas de todas las edades con sufrimiento severo relacionado con la salud, debido a una enfermedad grave con el objetivo de mejorar la calidad de vida de los pacientes, sus familias y sus cuidadores. Suponen la atención de las personas en su integridad biológica, psicosocial y espiritual a lo largo de todas las fases de la enfermedad oncológica: desde la prevención y el diagnostico hasta el tratamiento de los síntomas, comprendiendo también los cuidados del final de la vida, teniendo entre otras de sus misiones promover la atención continua de todos los pacientes oncológicos a lo largo de la enfermedad, poniendo especial énfasis en prevenir el sufrimiento y mejorar su calidad de vida y la de sus familias (1).

El actor principal es la persona con cáncer avanzado, o bien enfermedad metastásica, como también enfermedad terminal. Lowe (2020) reúne y define los términos: cáncer avanzado como una enfermedad maligna incurable, enfermedad metastásica como diseminación de células cancerosas desde el lugar donde se formaron por primera vez a otra parte del cuerpo, y enfermedad terminal como aquella que limita la vida con un deterioro irreversible y una supervivencia esperada en términos de meses o menos. Además la autora precisa el término sobreviviente como aquella persona con cáncer, desde el momento del diagnostico hasta el resto de su vida (2).

Personas con cáncer incurable que se acercan a la muerte en cuidados paliativos prefieren ser atendidos en el hogar por familiares, cuidadores y profesionales de la salud proporcionando una sensación de independencia y seguridad. Estar en casa salvaguarda toda la situación de vida de los pacientes y aumenta la calidad de vida (3).

Para abordar el problema de atención del cáncer antes mencionado, el sistema de atención médica se está alejando de su enfoque históricamente dominante en el entorno de pacientes hospitalizados y está desarrollando modelos de atención del cáncer más adaptables, rentables y centrados en el paciente. La atención médica domiciliaria (o "atención domiciliaria") es una aplicación importante de estos nuevos modelos. La Organización Mundial de la Salud define la atención médica domiciliaria como un sistema de atención brindado en el hogar del paciente para ayudar a evitar o retrasar la necesidad de intervenciones institucionales agudas o a largo plazo. El sistema de atención a domicilio brinda una variedad de servicios, desde la provisión de suministros médicos hasta intervenciones médicas más complejas, como enfermería, apoyo nutricional, fisioterapia, terapia ocupacional y del habla, y manejo del dolor. En general, la atención médica domiciliaria se considera un sistema de salud eficaz para optimizar los costos de atención médica al reducir el número y la duración de las estadías hospitalarias, y un medio para brindar una atención mejor integrada (4).

Existe evidencia de que programas de ejercicio físico para pacientes con cáncer avanzado pueden ser más factibles en la adherencia de su cumplimiento en el entorno del domicilio que en el hospital (5).

La función física reducida y el aumento de la dependencia tienen un impacto negativo significativo en la calidad de vida de las personas con enfermedades terminales. Investigaciones anteriores indican que la participación en el ejercicio físico puede reducir los síntomas angustiantes y mejorar el funcionamiento físico y la calidad de vida en pacientes de cuidados paliativos con diagnóstico de cáncer (6).

Las publicaciones referentes al tema generalmente no hacen distinción entre los términos actividad física y ejercicio físico. Saxton & Daley (2010) explicitan: *"Ejercicio y actividad física (AF) son términos que se usan comúnmente en la literatura científica. El ejercicio se usa más a menudo para referirse a actividades físicas estructuradas en el tiempo libre, como trotar, nadar y deportes recreativos, en lugar de actividades comunes de la vida diaria que incluyen caminar y tareas físicas realizadas en el hogar o ambiente de trabajo. Estos últimos se clasifican más comúnmente como AF. En 1985, las definiciones de AF y ejercicio fueron propuestas por Caspersen & cols. para proporcionar un marco en el que los estudios podrían ser interpretados y comparados. Ellos definieron AF como 'cualquier movimiento corporal producido por los músculos esqueléticos que resulta en gasto de energía'. El ejercicio, por otro lado, se definió como una subcategoría de AF que es 'planificado, estructurado, repetitivo y con un propósito' y que tiene el objetivo de mejorar o mantener uno o más componentes de la aptitud física (…); cuál es realmente utilizado depende de las circunstancias y el contexto"* (7).

El presente manuscrito adopta la noción de ejercicio físico, más allá de de sus acepciones, ya que cualquier abordaje profesional corporal y motriz, con sus matices y adaptaciones, adquiere los principios y las características de ejercicio.

Bibliografía

1-https://www.argentina.gob.ar/salud/instituto-nacional-del-cancer
/institucional/programapaliativos#:text=Misi%C3%B3n%20del%20Prog
rama%20Nacional%20de,y%20la%20de%20sus%20familias. Consulta
11.3.23

2- Lowe S (2020) Cap 16 *"Advanced Cancers, Metastatic Disease, and Palliative Care"* en Schmitz KH *"Exercise Oncology. Prescribing Physical Activity Before and After a Cancer Diagnosis"* Springer Nature Switzerland

3- Melin-Johansson C, Odling G, Axelsson B, *"The meaning of quality of life: narrations by patients with incurable cancer in palliative home care"* Palliat Support Care. 2008 Sep;6(3):231-8. doi: 10.1017/S1478951508000370. PMID: 18662416.

4- Fhoula B, Hadid M, Elomri A, *"Home Cancer Care Research: A Bibliometric and Visualization Analysis (1990-2021)"*. Int J Environ Res Public Health. 2022 Oct 12;19(20):13116. doi: 10.3390/ijerph192013116. PMID: 36293702; PMCID: PMC9603182.

5- Ribeiro C, Santos R, Correia P, *"Resistance training in advanced cancer: a phase II safety and feasibility trial-home versus hospital"* BMJ Support Palliat Care. 2022 Sep;12(3):287-291. doi: 10.1136/bmjspcare-2020-002230. Epub 2020 Aug 13. PMID: 32792420.

6- McGrillen K, McCorry N (2014) *"A physical exercise programme for palliative care patients in a clinical setting: Observations and preliminary findings"*, Progress in Palliative Care, 22:6, 352-357, DOI: 10.1179/1743291X14Y.0000000091

7- Saxton L, Saley A *"Exercise and Cancer Survivorship. Impact on Health Outcomes and Quality of Life"*, Cap 1, pag 6, 7; Springer, 2010

CAPÍTULO 2. **Antecedentes de investigación**

La paliación es un resultado del control del cáncer si el tratamiento está contraindicado o no tiene éxito. El propósito de la paliación es aliviar los síntomas y reducir / retrasar el deterioro de la función y la calidad de vida al final de la vida. Existe un claro potencial para el uso de intervenciones con ejercicios en cuidados paliativos para enfocarse en el bienestar fisiológico y psicosocial, aunque hay una escasez de evidencia concluyente en esta área (1).

Los primeros 10 a 15 años de investigación en el campo de la oncología del ejercicio fueron fundamentales para proporcionar evidencia contraria al dogma prevaleciente de que el reposo en cama sería más beneficioso para las personas que reciben tratamiento contra el cáncer (2). En el año 2001, Courneya & Friendenreich crean un modelo organizativo para examinar el ejercicio físico a lo largo de la experiencia del cáncer, siendo su objetivo principal proporcionar un marco para organizar la investigación sobre el ejercicio físico y el control del cáncer. Un propósito secundario es utilizar ese marco para suministrar una visión general de la literatura existente y ofrecer direcciones para futuras investigaciones. En este contexto los autores asumen que la relación ejercicio físico y paliación ha tenido una mínima atención de la investigación esperando que su trabajo estimule nuevos estudios (3).

Oldervoll & cols. (2006) indagan sobre el efecto de un programa de ejercicio físico en cuidados paliativos. El propósito del estudio piloto fue evaluar los efectos de un programa de ejercicio físico sobre el rendimiento físico y la calidad de vida en una población con cáncer incurable y una expectativa de vida corta. Treinta y cuatro pacientes participaron en un programa de ejercicio grupal de 50 minutos dos veces por semana durante 6 semanas. Se midió el rendimiento físico, la fatiga y la calidad de vida. Las variables de resultado se evaluaron antes y después de la intervención. Luego de una mejora en el rendimiento físico, la tolerancia al esfuerzo y el funcionamiento emocional los autores expresan que el ejercicio físico parece ser una forma factible de mejorar el bienestar de los pacientes con cáncer incurable. Se necesitan ensayos aleatorios futuros para confirmar los resultados (4).

El Colegio Americano de Medicina del Deporte (ASCM, 2009) convoca a una mesa redonda de expertos con motivo de describir pautas y recomendaciones sobre el ejercicio para sobrevivientes de cáncer. Las pautas de ACSM muestran que el ejercicio es seguro para sobrevivientes y que hay morbilidades para las cuales el ejercicio es un agente terapéutico de útil intervención. Señala que todas las personas deben esforzarse por evitar la inactividad, con un énfasis en volver a la normalidad diaria lo más rápido posible después de una cirugía y continuar estas actividades tanto como posible durante cualquier tratamiento adyuvante. Se debe tener en cuenta la necesidad de equilibrar los riesgos asociados con la enfermedad versus los riesgos asociados a un estilo de vida sedentario. La debilidad en los sobrevivientes de cáncer puede ser vista no como una contraindicación para el ejercicio, sino como una intervención terapéutica. Postula también precauciones y contraindicaciones específicas (5).

Gulde & cols. (2010) exploran con entrevistas semiestructuradas sobre como los pacientes con cáncer paliativo experimentan la actividad física. Sus resultados indican que los intervenidos percibieron menos fatiga y más energía, así como también la actividad física ayudaba a dar estructura a la vida cotidiana y dotaba de un sentimiento de esperanza sobre el futuro (6).

Lowe & cols. (2011) afirman que la actividad física es una intervención potencial que puede abordar necesidades en el paciente de cáncer paliativo como fatiga, caquexia-anorexia y función física. Existe evidencia preliminar de que al menos algunos pacientes con cáncer paliativo están dispuestos y son capaces de tolerar las intervenciones de actividad física, y algunos pacientes demuestran una mejoría en los resultados de cuidados de apoyo seleccionados después de la intervención. Se requieren estudios metodológicamente rigurosos y consenso sobre definiciones comunes para avanzar en esta área de investigación (7).

Oldervoll y cols. (2011) lanzan un ensayo aleatorizado y controlado para probar la hipótesis de que el ejercicio físico reduce la fatiga y mejora el rendimiento físico en pacientes con cáncer con enfermedad avanzada e incurable. Los pacientes con cáncer (n = 231) con una esperanza de vida ≤2 años fueron seleccionados al azar a un grupo de ejercicio físico (n = 121) o un grupo control de atención habitual (n = 110). El grupo ejercitado tuvo supervisión 60 minutos dos veces por semana durante 8 semanas. Se realizaron evaluaciones antes y después de la intervención. La fatiga no se redujo, pero el rendimiento físico mejoró significativamente después de 8 semanas de ejercicio físico. Por lo tanto, el ejercicio físico podría ser un enfoque adecuado para mantener la capacidad física en pacientes con cáncer con enfermedad incurable y avanzada, sellan los autores (8).

Albrecht & cols. (2012) realizan una revisión sistemática en la literatura indagando sobre el abordaje de la actividad física en pacientes con cáncer en estadio avanzado estableciendo relaciones con los beneficios, el estado funcional, los síntomas, la calidad de vida relacionada con la salud, intereses y preferencias. Luego de la búsqueda bibliográfica concluyen en que los hallazgos respaldan el uso de actividad física, no solo como una intervención segura y factible en pacientes con cáncer en etapa avanzada, sino también como un método potencial para controlar el deterioro funcional, el control de los síntomas y la calidad de vida relacionada con la salud para este grupo de pacientes. Se debe considerar el entorno de actividad física y la opción de actividad física grupal, teniendo en cuenta los intereses específicos y las necesidades individuales de cada paciente. Los beneficios potenciales de la actividad física la como modalidad de tratamientos complementarios para pacientes con cáncer están bien documentados. La actividad física puede ser una intervención que no solo promueva y anime a vivir y disfrutar la vida hasta el final, sino que también ayude a aliviar muchos efectos secundarios comunes que experimentan los pacientes con enfermedad progresiva. Por lo tanto, se justifica la inclusión de actividad física en esta población para mejorar la calidad de vida relacionada con la salud de los pacientes y los cuidadores, así como para reducir potencialmente los costos relacionados con la atención médica asociados con la atención de pacientes con cáncer en estadio avanzado. Tras la creciente evidencia de los beneficios del ejercicio físico, las personas con cáncer en etapa avanzada y con mal pronóstico deben discutir con su oncólogo las formas fáciles y seguras de incorporar el ejercicio en su vida diaria (9).

van den Dungen & cols. (2014) exploran sobre el impacto y la viabilidad de un programa de ejercicio físico en pacientes con cáncer avanzado, informando aumentos en las funciones física y social, junto a un mayor desempeño en las actividades de la vida diaria y una mejora en la calidad de vida, concluyendo en la factibilidad del ejercicio paliativo (10).

Savage & cols. (2014), a través de un estudio cualitativo mediante entrevistas semiestructuradas, ensayan sobre el significado del ejercicio físico para pacientes y cuidadores que llevan a cabo dicha práctica. Los investigadores tras los resultados concluyen en que los pacientes perciben al ejercicio como importante ya que permite la independencia pero también proporciona un importante apoyo psicosocial y espiritual. Los cuidadores identifican de manera similar los beneficios más allá de la función física mejorada. El ejercicio es un régimen de tratamiento positivo que contribuye a la atención integral (11).

Heywood & cols. (2017) tras analizar 25 estudios con 1088 pacientes sostienen que las intervenciones de ejercicio parecen ser seguras y factibles en la práctica clínica de cáncer avanzado. Los mismos autores (2018), luego de una selección de 68 artículos referentes a la temática, sustentan que la investigación en el campo de la medicina del ejercicio para pacientes con ese tipo de pacientes se ha expandido rápidamente en los últimos años, aseverando que las intervenciones de ejercicio para pacientes con cáncer avanzado parecen ser efectivas para mejorar la función física, la calidad de vida, la fatiga, la composición corporal, la función psicosocial y los deterioros en la calidad del sueño (12, 13).

Según Dittus & cols. (2017) los avances en la terapia han prolongado la vida de las personas con cáncer avanzado, lo que aumenta la importancia de vivir bien y prevenir el deterioro. Las cargas de la enfermedad y la terapia del cáncer afectan la capacidad aeróbica, la fuerza, la función física y la calidad de vida. La fatiga, el efecto secundario más común del cáncer, y las terapias contra el cáncer pueden deteriorar aún más la calidad de vida. Si bien tienen efectos beneficiosos las intervenciones de ejercicio no se han proporcionado de forma rutinaria a las personas con cáncer avanzado. Así pues, los autores revisaron una intervención del ejercicio físico en la población objetivo mostrando mejoras en la capacidad aeróbica, fuerza muscular y componentes de la función física. Se identificaron mejorías en la fatiga y la calidad de vida (14).

Mikkelsen & cols. (2021) tienen por objetivo estudiar la viabilidad y el efecto de una intervención de ejercicio multimodal en pacientes mayores con cáncer avanzado (estadios III/IV). Ochenta y cuatro adultos mayores (≥65 años) con cáncer avanzado de páncreas, de las vías biliares o de pulmón de células no pequeñas que recibieron tratamiento oncológico sistémico se asignaron al azar 1:1 a un grupo de intervención o a un grupo de control. La intervención fue un programa de ejercicio multimodal de 12 semanas que incluía ejercicio supervisado dos veces por semana sumado a pautas de nutrición, un programa de caminatas en el hogar, junto a apoyo y asesoramiento. El criterio principal de valoración fue el cambio en la función física a las 13 semanas. Los resultados demostraron que el programa de ejercicio fue eficaz para mejorar la función física en pacientes mayores con cáncer avanzado durante el tratamiento oncológico, según expresan los autores (15).

Reljic & cols. (2022) investigan la viabilidad y seguridad de un entrenamiento interválico de muy bajo volumen y de alta intensidad (tipo de entrenamiento cardiovascular que generalmente involucra sesiones breves de ejercicio intenso a intensidades de ≥80 % de la frecuencia cardíaca máxima, intercaladas con períodos de recuperación de actividad de baja intensidad o descanso) en pacientes con cáncer avanzado averiguando la respuesta inmune aguda y las adaptaciones crónicas de varios parámetros fisiológicos y psicológicos. Veintisiete pacientes con diferentes cánceres avanzados fueron asignados en dos grupos durante 12 semanas. El grupo experimental mostró tasa de adherencia de 93 %y todos los pacientes alcanzaron consistentemente la intensidad de ejercicio mínima prescrita. No hubo signos bioquímicos de inmunosupresión aguda luego de los trabajos, por el contrario la diferenciación y desgranulación de las células asesinas naturales aumentó de forma post tratamiento diario Los resultados de este tipo de abordaje, según los autores, pueden inducir a efectos crónicos positivos clínicamente relevantes en capacidad cardiorespiratoria, fatiga y aspectos de la calidad de vida, incluido el desempeño físico y el funcionamiento social (16).

Thooley & cols. (2022) llevan a cabo una revisión sistemática acerca de los efectos del ejercicio físico en la fase de cuidados paliativos para personas con cáncer avanzado, concluyendo que los participantes que realizaron ejercicio experimentaron un aumento en la calidad de vida, el estado físico y la fuerza muscular, y una disminución de la fatiga, implicando ello que los programas de actividad física son seguros y factibles para ese conjunto (17).

Tanriverdi & cols. (2023) recopilan la evidencia disponible respecto al efecto de las intervenciones de ejercicio en adultos con cáncer que reciben cuidados paliativos, afirmando que el entrenamiento físico, con ejercicio aeróbico, ejercicio de resistencia, o ejercicio aeróbico y de resistencia combinados, ayuda a mantener o mejorar la capacidad de ejercicio, el dolor, la fatiga y la calidad de vida en adultos con cáncer que reciben cuidados paliativos (18).

Bibliografía

1- Lowe S (2020) Cap 16 *"Advanced Cancers, Metastatic Disease, and Palliative Care"* en Schmitz KH *"Exercise Oncology. Prescribing Physical Activity Before and After a Cancer Diagnosis"* Springer Nature Switzerland

2- Schmitz KH *"Exercise Oncology: Prescribing Physical Activity Before and After a Cancer Diagnosis"*, 1st ed. 2020

3- Courneya KS[1], Friedenreich CM, *"Framework PEACE: an organizational model for examining physical exercise across the cancer experience"*, Ann Behav Med. 2001 Fall;23(4):263-72.

4- Oldervoll LM, Loge JH, Paltiel H, *"The effect of a physical exercise program in palliative care: A phase II study"* J Pain Symptom Manage. 2006 May;31(5):421-30. doi: 10.1016/j.jpainsymman.2005.10.004. PMID: 16716872.

5- Wolin KY, Schwartz AL, Matthews CE, *"Implementing the exercise guidelines for cancer survivors"* J Support Oncol. 2012 Sep-Oct;10(5):171-7. doi: 10.1016/j.suponc.2012.02.001. Epub 2012 May 10.

6- Gulde I, Oldervoll LM, Martin C. *"Palliative cancer patients' experience of physical activity"*, J Palliat Care. 2011 Winter;27(4):296-302

7- Lowe SS *"Physical activity and palliative cancer care"*, Recent Results Cancer Res. 2011;186:349-65. doi: 10.1007/978-3-642-04231-7_15.

8- Oldervoll LM, Loge JH, Lydersen S, *"Physical exercise for cancer patients with advanced disease: a randomized controlled trial"*

Oncologist. 2011;16(11):1649-57. doi: 10.1634/theoncologist.2011-0133. Epub 2011 Sep 26.

9- Albrecht TA, Taylor AG *"Physical Activity in Patients With Advanced-Stage Cancer: A Systematic Review of the Literature"* Clin J Oncol Nurs. 2012 Jun 1;16(3):293-300. doi: 10.1188/12.CJON.293-300.

10- van den Dungen IA, Verhagen CA, van der Graaf WT, *"Feasibility and impact of a physical exercise program in patients with advanced cancer: a pilot study"*, J Palliat Med. 2014 Oct; 17(10):1091-8. doi: 10.1089/jpm.2013.0638. Epub 2014 Jul 8.

11- Savage, R. J., Gibbons, J., & Potter, K. (2014). *"Exercise-Never Too Late: The Meaning of Exercise for Advanced Palliative Care Patients"* The International Journal of Whole Person Care, 1(1). https://doi.org/10.26443/ijwpc.v1i1.37

12- Heywood R, McCarthy AL, Skinner TL. *"Safety and feasibility of exercise interventions in patients with advanced cancer: a systematic review"* Support Care Cancer. 2017 Oct;25(10):3031-3050. doi: 10.1007/s00520-017-3827-0. Epub 2017 Jul 25.

13- Heywood R, McCarthy AL, Skinner TL. *"Efficacy of Exercise Interventions in Patients With Advanced Cancer: A Systematic Review"* Arch Phys Med Rehabil. 2018 Dec;99(12):2595-2620. doi: 10.1016/j.apmr.2018.04.008. Epub 2018 May 5.

14- Dittus KL, Gramling RE, Ades PA *"Exercise interventions for individuals with advanced cancer: A systematic review"*, Prev Med. 2017 Nov;104:124-132. doi: 10.1016/j.ypmed.2017.07.015. Epub 2017 Jul 15.

15- Mikkelsen MK, M Lund CM, Vinther A , *"Effects of a 12-Week Multimodal Exercise Intervention Among Older Patients with Advanced Cancer: Results from a Randomized Controlled Trial"* The Oncologist,

Volume 27, Issue 1, January 2022, Pages 67–78, https://doi.org/10.1002/onco.13970

16- Reljic D, Herrmann HJ, Jakobs B, *"Feasibility, Safety, and Preliminary Efficacy of Very Low-Volume Interval Training in Advanced Cancer Patients"* Med Sci Sports Exerc. 2022 Nov 1;54(11):1817-1830. doi: 10.1249/MSS.0000000000002989. Epub 2022 Jul 8. PMID: 35868017.

17- Toohey K, Chapman M, Rushby AM, *"The effects of physical exercise in the palliative care phase for people with advanced cancer: a systematic review with meta-analysis"* J Cancer Surviv. 2022 Jan 18. doi: 10.1007/s11764-021-01153-0. Epub ahead of print. PMID: 35040076.

18- Tanriverdi, A., Ozcan Kahraman, B., Ergin, G. *"Effect of exercise interventions in adults with cancer receiving palliative care: a systematic review and meta-analysis"* Support Care Cancer 31, 205 (2023).

CAPÍTULO 3. **Dinámica del ejercicio físico en el proceso de los cuidados paliativos**

Los cuidados paliativos, en este marco contemplados como un enfoque que contribuye a mejorar la calidad de vida del paciente con una enfermedad potencialmente mortal, aborda los aspectos físicos, psicológicos, sociales y espirituales.

De los múltiples componentes, a los efectos del plan de tratamiento mediante el ejercicio, para este apartado se distinguen tres dimensiones que se manifiestan en la práctica:

1) Actores primarios y secundarios, cuyo análisis está destinado al paciente y el contexto familiar.

2) Factores inherentes al plan de ejercicios como tipo/modo de ejercicio a implementar, adherencia al tratamiento, facilitadores, barreras que dificultan la inclusión del paciente, deserción.

3) Aspectos médicos, entre ellos sintomatología del paciente, efectos de los tratamientos, precauciones y contraindicaciones médicas al ejercicio.

1) Actores primarios y secundarios

El paciente

Aquellos que viven con cánceres avanzados enfrentan un declive físico y funcional progresivo, con desafíos y dificultades que pueden reducir el bienestar general. Los síntomas físicos, incluidos el dolor, la disnea, las náuseas, la fatiga, los trastornos del sueño, la caquexia-anorexia y el descondicionamiento, saben ser persistentes y progresivos, y afectar negativamente la capacidad de las personas para realizar las actividades de la vida diaria. Además, los efectos secundarios de los tratamientos centrados en los síntomas conducen a una reducción de la movilidad y del funcionamiento físico. Estos desafíos pueden, a su vez, tener un profundo impacto en el bienestar social y psicológico, lo que lleva a mayores tasas de depresión, ansiedad y sufrimiento existencial. Ello contribuye a una mayor dependencia de los demás y resultar en sentimientos de disminución de la dignidad, mayores tasas de enfermedad mental y una calidad de vida en general reducida (1).

La mayoría de los pacientes con cáncer expresan el deseo de permanecer físicamente independientes el mayor tiempo posible y quieren mantener la fuerza y la resistencia durante el curso de su enfermedad (2).

Contexto familiar

A menudo, los familiares no tienen ningún conocimiento sobre el cuidado y tratamiento de un paciente paliativo. Los problemas asociados con una enfermedad crónica, como el cáncer, afectan todos los niveles de la vida y el funcionamiento de toda la familia. Cada miembro de la familia puede reaccionar de manera diferente al estrés relacionado con la enfermedad. Algunos están dispuestos a luchar y ayudar al enfermo, mientras que otros prefieren evitar la confrontación con la realidad. Comúnmente, los amigos/familiares de la persona afectada suelen pensar que, si el paciente está enfermo, no deben hacer nada y que el equipo interdisciplinario de salud debe tomar el control total del paciente, incluido el apoyo para la mayoría de las actividades básicas (3).

La observación diaria en el ámbito domiciliario en cuidados paliativos de quien suscribe señala que la familia y el círculo que rodea al paciente, entre ellos cuidadores, junto a los profesionales intervinientes, son elementos cruciales en el desarrollo del proceso. Con especial foco en la familia, un clima positivo dentro de la adversidad, buena predisposición, libertad de trabajo, buen recibimiento, diálogo, escucha, consideración de recomendaciones, entre otros condicionantes formarán parte del éxito del abordaje. Mientras tanto, la escasa apertura familiar, falta de sentido común, altas expectativas, menoscabo del accionar terapéutico, desconfianza, la no asimilación de la situación, disputas o diferencias entre familiares volcadas al profesional actuante, son algunos ejemplos los cuales crearan un ambiente hostil obstaculizando el tratamiento.

2) Factores inherentes al plan de ejercicios

Tipo / Modo

Los tipos de ejercicios que se dan generalmente son ejercicios realizados por el paciente en la cama con ayuda, ejercicios efectuados por el paciente solo de acuerdo con las instrucciones dadas, ejercicios que involucran dispositivos de soporte simples y pesas, ejercicios de fortalecimiento y aeróbicos como caminar. Los pacientes a menudo prefieren programas de caminatas y ejercicios en el hogar (4).

Sin embargo, como se verá en adelante hay una gama de propuestas a ejecutar en relación al ejercicio.

Adherencia y facilitadores

En términos generales, el cumplimiento de los pacientes con el tratamiento es bastante alto (4).

El apoyo de familiares y amigos, y los programas personalizados se han identificado como factores facilitadores al plan de ejercicio físico (5).

Publicaciones señalan factores identificados que facilitaron la adherencia estaban en línea con los hallazgos de otros estudios entre pacientes con cáncer, incluido tener un programa de ejercicio físico estructurado, ser instruido por fisioterapeutas con experiencia suficiente, y recibir un programa personalizado. El factor facilitador más explícito puede ser la coordinación con las citas médicas porque hace que el ejercicio sea manejable para los participantes. Así pues, coordinar un programa personalizado con citas médicas y, recibir apoyo y orientación integrales deben considerarse con el tratamiento oncológico en combinación con asesoramiento sobre el manejo de los síntomas (6).

La alta motivación, la alta autoeficacia y un amplio historial de ejercicio se correlacionan con una mejor adherencia a los programas de ejercicio (7).

Experiencia en campo mediante, ha sorprendido a quien suscribe el nivel de compromiso del paciente consciente de que el ejercicio provoca movimiento, y el movimiento lleva a un mejor desempeño, y/o por otro lado alivia determinados síntomas. No solo se destaca la cantidad o el cumplimiento de las sesiones, sino el deseo y la calidad de la práctica, llegando incluso en casi situaciones límites a una demanda explícita e imperativa de realizar ejercicio.

Deserción

Algunas de las razones por las que los pacientes interrumpen una terapia de ejercicios incluyen la falta de interés en la terapia, las complicaciones médicas, el tiempo y la intensidad del ejercicio, el programa demasiado largo, el estadio de la enfermedad (4).

Un mayor nivel de deserción es inevitable en esta población, y con mayor frecuencia es el resultado de la muerte, el empeoramiento de la condición o alteraciones abruptas en las manifestaciones de la enfermedad (8).

Barreras

Sentirse demasiado enfermo y experimentar síntomas relacionados con el cáncer se identifican como obstáculos para la práctica del ejercicio físico. Falta de motivación, tratamiento activo del cáncer y sus efectos secundarios, fatiga extenuante, y factores psicosociales (depresión, ansiedad) y ambientales como posibles motivos de la inactividad del paciente, junto a limitaciones físicas causadas por el envejecimiento o las comorbilidades, y una amplia gama de circunstancias externas también son barreras para con el ejercicio (5, 6,7).

3) Aspectos médicos

Sintomatología / comorbilidades

Los síntomas más comunes en pacientes con cáncer en cuidados paliativos son síndrome de fatiga crónica, atrofia muscular, dolor, pérdida de apetito, pérdida de peso, caquexia; depresión, ansiedad; apatía, inmovilidad física, disnea; nauseas, vómitos, diarrea, estreñimiento; insomnio (9).

Entre las comorbilidades se hallan diabetes, cardiopatía coronaria, obesidad, dolor crónico, otras (10).

Tratamientos y efectos adversos

Los tratamientos que modifican la enfermedad o alivian los síntomas pueden inducir fatiga o sedación, lo que conduce a la inactividad física, y por lo tanto reduce el funcionamiento y la capacidad física (11).

Los profesionales del acondicionamiento físico deben estar familiarizados con los enfoques de tratamiento comunes para el cáncer, los efectos secundarios y los síntomas que estos tratamientos pueden causar y el impacto posterior en la tolerancia del ejercicio (12).

El impacto potencial de los tratamientos contra el cáncer en relación al ejercicio a considerar son:

-Cirugía: rango de movimiento restringido según el sitio quirúrgico, cambios cognitivos (cirugía cerebral), fatiga, linfedema, dolor.

-Quimioterapia: cambios cardiovasculares como daño cardíaco o enfermedad cerebrovascular, cambios endocrinos, empeoramiento en la salud ósea o modificaciones en la composición corporal; cambios gastrointestinales como nauseas y diarrea. Función pulmonar alterada. Deterioro de la función inmunológica y/o anemia; síndrome metabólico, neuropatía periférica, fatiga, dolor general y mialgia/artralgia.

-Radiación: cambios cardiovasculares como daño cardíaco o enfermedad cerebrovascular; empeoramiento en la salud ósea, cambios gastrointestinales como diarrea. Función pulmonar alterada. Deterioro de la función inmunológica y/o anemia; cambios en la piel como erupciones, irritación, enrojecimiento; síndrome metabólico, neuropatía periférica, fatiga, dolor general.

-Terapia antihormonal: daño cardíaco y enfermedad cerebrovascular, cambios endocrinos, empeoramiento en la salud ósea o modificaciones en la composición corporal; deterioro de la función inmunológica y/o anemia, desarrollo o empeoramiento del síndrome metabólico, cambios cognitivos; fatiga, dolor general y mialgia/artralgia.

-Terapia dirigida o inmunoterapia: cambios cardiovasculares como daño cardíaco o enfermedad cerebrovascular, cambios en la composición corporal (pérdida de peso/pérdida de masa muscular), erupciones en la piel; fatiga, dolor general, mialgia/artralgia.

Precauciones y contraindicaciones

El American College of Sports Medicine (ACSM) realiza ciertas especificaciones a tener en cuenta en torno a la seguridad sobre la puesta en práctica de un plan de ejercicios (12,13):

Osteoporosis / metástasis óseas: evite los movimientos que supongan una carga excesivamente alta en zonas esqueléticas frágiles. Estos incluyen cargas de alto impacto, hiperflexión o hiperextensión del tronco, flexión o extensión del tronco con resistencia adicional y movimiento de torsión. Esté atento a los signos y síntomas de metástasis óseas en los sobrevivientes, así como a los lugares comunes donde ocurren (es decir, columna vertebral, costillas, húmero, fémur, pelvis). El dolor óseo puede ser un signo inicial de metástasis esqueléticas, por lo tanto, los entrenadores deben derivar a los sobrevivientes que reportan dolor al equipo médico para una clínica antes de continuar con el ejercicio.

Ostomías: modifique cualquier ejercicio básico que provoque una presión intraabdominal excesiva, es decir, una sensación de presión o un abultamiento observado en el abdomen.

Neuropatía periférica: la estabilidad, el equilibrio y la forma de caminar deben evaluarse antes de realizar ejercicio; considere el entrenamiento del equilibrio como se indica. El ejercicio aeróbico alternativo (bicicleta estacionaria, ejercicio acuático) en lugar de caminar si la neuropatía afecta la estabilidad o use una caminadora con pasamanos de seguridad.

El ACSM establece pautas que especifican algunas condiciones en las que el ejercicio está contraindicado. Éstas incluyen fatiga extrema o anemia, cicatrización inicial de la herida después de la cirugía, en casos de enfermedad cardiopulmonar, y cuando los sobrevivientes del cáncer experimentan cambios notables en la hinchazón, tales como durante el linfedema. Ciertos tipos de ejercicio también podrían estar contraindicados en sobrevivientes con ostomías (12, 13).

Bibliografía

1- Capozzi LC, Daun JT, Ester M, *"Physical Activity for Individuals Living with Advanced Cancer: Evidence and Recommendations"* Semin Onco Nurs. 2021 Aug;37(4):151170. doi: 10.1016/j.soncn.2021.151170. Epub 2021 Jul 17. PMID: 34281734.

2- Oldervoll LM, Loge JH, Paltiel H, Asp MB, Vidvei U, Wiken AN, Hjermstad MJ, Kaasa S. *"The effect of a physical exercise program in palliative care: A phase II study"* J Pain Symptom Manage. 2006 May;31(5):421-30. doi: 10.1016/j.jpainsymman.2005.10.004. PMID: 16716872.

3- Myrcik, D.; Statowski, W.; Trzepizur, M. *"Influence of Physical Activity on Pain, Depression and Quality of Life of Patients in Palliative Care: A Proof-of-Concept Study"* J. Clin. Med. 2021, *10*, 1012. https://doi.org/10.3390/jcm10051012

4- Eyigor S, Akdeniz S. *"Is exercise ignored in palliative cancer patients?"* World J Clin Oncol. 2014 Aug 10;5(3):554-9. doi: 10.5306/wjco.v5.i3.554. PMID: 25114869; PMCID: PMC4127625.

5- Mikkelsen MK, Nielsen DL, Vinther A, *"Attitudes towards physical activity and exercise in older patients with advanced cancer during oncological treatment - A qualitative interview study"* Eur J Oncol Nurs. 2019 Aug;41:16-23. doi: 10.1016/j.ejon.2019.04.005. Epub 2019 May 2. PMID: 31358249.

6- Mikkelsen, MK ; Michelsen H, Hanne - *"Doing What Only I Can Do": Experiences From Participating in a Multimodal Exercise-Based Intervention in Older Patients With Advanced Cancer—A Qualitative Explorative Study-*. Cancer Nursing 45(2):p E514-E523, 3/4 2022. | DOI: 10.1097/NCC.0000000000000987

7- Frikkel, J., Götte, M., Beckmann, M. *et al.* "Fatigue, barriers to physical activity and predictors for motivation to exercise in advanced Cancer patients" *BMC Palliat Care* 19, (2020). https://doi.org/10.1186/s12904-020-00542-z

8- McGrillen K, McCorry N (2014) *"A physical exercise programme for palliative care patients in a clinical setting: Observations and preliminary findings"*, Progress in Palliative Care, 22:6, 352-357, DOI: 10.1179/1743291X14Y.0000000091

9- Banzer W (2013) Capítulo 9 *"Physical Exercise in Advanced Malignant Diseases"* en Ulrich MU, Steindorf K, Berger N, *"Energy Balance and Cancer"* Ed. Springer

10- Cheema BS, Fairman CM, Marthick, M; (2019). *"Exercise professionals in the cancer center: experiences, recommendations, and future research"* Translational Journal of the American College Of Sports Medicine, 4(13), 96-105. https://doi.org/10.1249

11- Oldervoll LM, Loge JH, Lydersen S, Paltiel H, *"Physical exercise for cancer patients with advanced disease: a randomized controlled trial"*Oncologist. 2011; 16(11) doi: 10.1634/theoncologist.2011-0133. Epub 2011 Sep 26. PMID: 21948693; PMCID: PMC3233301.

12- Campbell KL, Winters-Stone KM, Wiskemann J, *"Exercise Guidelines for Cancer Survivors: Consensus Statement from International Multidisciplinary Roundtable"* Med Sci Sports Exerc. 2019 Nov;51(11):2375-2390. doi: 10.1249/MSS.0000000000002116. PMID: 31626055; PMCID: PMC8576825.

13- Wolin KY, Schwartz AL, Matthews CE, Courneya KS, Schmitz KH. *"Implementing the exercise guidelines for cancer survivors"* J Support Oncol. 2012 Sep-Oct;10(5):171-7. doi: 10.1016/j.suponc.2012.02.001. Epub 2012 May 10. PMID: 22579268; PMCID: PMC3543866.

CAPÍTULO 4. **Organización del ejercicio físico**

La programación del ejercicio dentro de los cuidados paliativos es un desafío debido a las numerosas variables que surgen de la práctica clínica.

Situarse en el modelo del continuo del cáncer propuesto por Courneya & cols (2001) es un punto de partida.

Framework PEACE es un modelo organizativo para examinar el ejercicio físico a través de la experiencia del cáncer. Su propósito principal es proporcionar un marco para organizar la investigación sobre el ejercicio físico y el control del cáncer. El marco propuesto, titulado *Ejercicio físico en la experiencia del cáncer* (PEACE, siglas en inglés), divide la experiencia del cáncer en 6 períodos de tiempo: 2 prediagnóstico (es decir, preselección y detección / diagnóstico) y 4 post-diagnóstico (es decir, tratamiento previo, tratamiento, postratamiento y reanudación). En función de estos períodos de tiempo, se resaltan 8 resultados generales de control del cáncer. Dos resultados de control del cáncer se producen antes del diagnóstico (es decir, prevención y detección), y 6 ocurren después del diagnóstico (es decir, amortiguamiento, afrontamiento, rehabilitación, promoción de la salud, paliación y supervivencia) (1).

Los programas de ejercicio físico tendrían que tener en cuenta en que período se encuentran los sobrevivientes del cáncer en ese control continuo propuesto por Courneya (fase paliativa, en el caso que nos ocupa), así como el estado de salud actual del paciente, y supondría que los profesionales del ejercicio trabajarán en conjunto con los sobrevivientes y el equipo de atención interdisciplinaria del cáncer según sea necesario (2).

Optimizar la función física con el objeto de mantener la autonomía es fundamental para maximizar la calidad de vida general en pacientes con cáncer en cuidados paliativos. No sólo la pérdida del funcionamiento físico impide la capacidad del paciente para realizar actividades de la vida diaria, sino también aumenta la dependencia física de cuidadores y seres queridos cercanos, adicionando cargas emocional y psicológica en la persona (3). Para los sobrevivientes de cáncer avanzado con enfermedad estable que no están recibiendo tratamiento activo, los objetivos del entrenamiento físico pueden ser: mantener o mejorar la condición física y la función, así como controlar cualquier efecto de la enfermedad y sus tratamientos previos. El objetivo del ejercicio para los sobrevivientes con cáncer terminal y esperanza de visa limitada es ayudar a mantener la independencia como el enfoque del cuidado para vivir lo mejor posible a corto plazo (4).

Existen diferentes enfoques para la prescripción de ejercicio para sobrevivientes con cáncer, los cuales pueden ser adaptados al paciente en fase de cuidados paliativos.

Exercise and Sports Science Australia (ESSA, 2019) desarrolla un proceso recomendado para la prescripción individualizada y específica de ejercicio en pacientes con cáncer basada en los principios del entrenamiento físico, incorporando además el uso de estrategias de cambio de comportamiento, educación y monitoreo (5):

1) Evaluación del paciente, incluidos los antecedentes de salud del paciente y la familia (presencia de comorbilidades / enfermedad crónica adicional y tratamiento relacionado); diagnóstico de cáncer (previo y actual); tratamiento del cáncer (anterior, actual y planificado); riesgo, presencia y gravedad de toxicidades relacionadas con el tratamiento (efectos secundarios agudos, persistentes y tardíos); y actividad física, historial de ejercicio.

*2) **Determinar y priorizar problemas de salud y priorizar la contribución de estos al riesgo de morbilidad y / o mortalidad.** La prescripción de ejercicio debe centrarse en mejorar los problemas con mayor impacto en la salud y la supervivencia.*

*3) **Identificar la capacidad del paciente y la competencia (idoneidad) de la intervención** determinada al considerar restricciones psicosociales y fisiológicas, accesibilidad, preferencias, autoeficacia, barreras y facilitadores para el ejercicio.*

*4) **Prescripción del ejercicio** de acuerdo con los objetivos relacionados con el ejercicio impulsados por el paciente. Los componentes centrales de la prescripción del ejercicio se corresponden con la dosis total de ejercicio (modo, intensidad, frecuencia y duración, intensidad):*

Modo: debe incluirse un programa de ejercicio multimodal, que comprende aeróbico y resistencia (focalización grupos musculares grandes y específicos). Para pacientes altamente desacondicionados o pacientes cercanos al final de vida, el énfasis en la prescripción de ejercicio puede necesitar ser puesto en ejercicios de movilidad (por ejemplo, una gama de ejercicios específicos para la parte superior e inferior del cuerpo realizados con intensidad baja / sin carga) para acomodar y progresar (cuando sea relevante) la función cardiovascular y respiratoria, resistencia neuromuscular, y capacidades de flexibilidad.

Intensidad: los pacientes no deben restringirse a ejercicios de baja intensidad, ni tampoco a los de alta intensidad. Se debe ayudar a los pacientes a comprender lo que constituye la intensidad baja, moderada y alta, mediante el uso de una o más herramientas, incluida la escala de calificación del esfuerzo percibido, frecuencia cardíaca y repetición máxima, Los métodos de evaluación autoinformados de la intensidad se consideran útil para aquellos que experimentan días/semanas "buenos" y "malos" durante un período de tratamiento activo. Además, ayudar a los pacientes a comprender qué constituye una respuesta fisiológica normal al ejercicio y que están en la mejor posición para medir y controlar el esfuerzo puede mejorar la autoeficacia de las sesiones de ejercicio.

Frecuencia y duración: Para pacientes desacondicionados, inmediatamente después de la cirugía y/o para aquellos con enfermedad en etapa avanzada, una prescripción de ejercicio inicial puede necesitar involucrar múltiples estímulos cortos (5-10 minutos de duración) diariamente, para acumular al menos 20 minutos en cualquier día dado. A medida que mejora la capacidad de ejercicio, se recomienda la progresión hacia sesiones más largas de al menos 20 minutos de duración en la mayoría de los días de la semana.

Progresión; el objetivo de la progresión es facilitar y mantener los beneficios derivados de prescripción de ejercicio a corto y largo plazo. Esto depende de la evolución del proceso ya que las disminuciones físicas y fisiológicas se observan típicamente durante los períodos de progresión de la enfermedad.

Estrategias de comportamiento: incluyen la fijación de objetivos, el autocontrol, educación individualizada sobre provisión rutinaria de ejercicio, y apoyo social, pueden mejorar la adherencia al ejercicio. Esto a su vez facilita logros y cumplimiento de metas a corto y largo plazo.

Educación: sobre estándares relacionados con el ejercicio, instrucción sobre material, hidratación, seguridad, uso apropiado de equipos y técnicas de ejecución.

Monitoreo/vigilancia: un paciente debe estar equipado para monitorear la presencia y gravedad de los efectos secundarios relacionados con el tratamiento antes, durante y después de las sesiones de ejercicio y para poder informar sobre la respuesta del ejercicio al terapeuta. Esto representa información importante que permitirá la modificación apropiada para ejercer los parámetros de prescripción con el propósito de autorregulación, periodización y progresión. Además, esta información también permite una anticipación a un evento adverso o contraindicación para hacer ejercicio, y ser fácilmente identificado y manejado en consecuencia.

5) Reevaluación y modificación de la prescripción *(siguiendo puntos 1 a 4)*

En todo momento, el profesional debe ser consciente de equilibrar cualquier carga asociada con la prescripción de ejercicio y su beneficio percibido: asegurarse de que el beneficio (fisiológico o psicosocial) supera la carga.

En tanto, Schmitz (2020) exhibe un enfoque estándar acerca de la prescripción del ejercicio. Según la autora, muchos de los principios rectores de la prescripción de ejercicios son válidos en el entorno de ejercicios con cáncer avanzado, siendo los más importantes individualización, sobrecarga progresiva, especificidad y recuperación. *Individualización del ejercicio:* prescripción médica, estado actual del sobreviviente y modificar el programa para que coincida con cualquier cambio, es fundamental para un ejercicio seguro y beneficioso. La *sobrecarga de entrenamiento* (volumen total de entrenamiento): con parámetros FITT de Frecuencia, Intensidad, Tiempo / duración y Tipo de entrenamiento, debe tenerse en cuenta como se haría normalmente en otras poblaciones. La progresión del volumen total de entrenamiento debe ser gradual y limitado por síntomas y se guía mejor por la respuesta del sobreviviente al entrenamiento. Determinar la sobrecarga y la progresión adecuadas del ejercicio es un desafío en el entorno del cáncer avanzado, ya que los tratamientos del cáncer y la progresión de la enfermedad pueden tener un efecto profundo en sistemas fisiológicos. La *especificidad:* del programa de capacitación debe abordar las áreas de necesidad o debilidad determinadas a partir de la evaluación de detección y aptitud. Es importante incorporar un tiempo de descanso más prolongado entre ejercicios y series para evitar exacerbar síntomas como la fatiga, y el número de sesiones de entrenamiento planificadas por semana deben permitir un descanso y una recuperación adecuados, mientras debe considerarse también la carga de tiempo de las citas. Si bien las pautas de ejercicio disponibles actualmente para los sobrevivientes de cáncer proporcionan un marco razonable para la prescripción de ejercicios, el superviviente con cáncer avanzado puede necesitar y preferir hacer ejercicio con volúmenes e intensidades totales más bajas (4).

La misma autora reúne nuevos enfoques de prescripción del ejercicio para sobrevivientes de cáncer, especialmente para aquellos que reciben tratamiento de quimioterapia, de los cuales se pueden adaptar algunos elementos al campo de los cuidados paliativos (4):

Prescripción lineal "Ajuste al mal día": enfoque estandarizado para ajustar la prescripción para una sesión de ejercicio dada dentro de una prescripción de ejercicio lineal estándar para adaptarse a la naturaleza dinámica de los efectos secundarios de la quimioterapia. En el caso que nos ocupa realizar los ajustes correspondientes a la cotidianeidad del paciente.

Entrenamiento no lineal: flexibilidad en la elección diaria de repeticiones, series y peso con fluctuaciones en la disposición de los pacientes//sesiones con distinto nivel de intensidad apuntando a la estimulación de distintos sistemas fisiológicos.

Entrenamiento periodizado de quimioterapia: incorporación de prescripciones de ejercicio no lineal para pacientes que reciben quimioterapia donde la periodización de un lapso de entrenamiento lo constituye la duración del ciclo y el perfil de síntomas típicos asociados con un régimen de tratamiento de quimioterapia dado.

Dittus & cols. (2015) brindan otro aporte que al menos merece atención. Los autores sostienen que las necesidades de los sobrevivientes de cáncer podrían satisfacerse mediante un enfoque de rehabilitación oncológica (RO) inspirado en un programa de rehabilitación cardíaca (RC), donde el ejercicio físico es la piedra angular. Así la RC tiene 3 etapas que se cotejan y asemejan a la RO. *Mientras que en la primera etapa de la RC existen intervenciones hospitalarias que incluyen rango de movimiento (ROM), autocuidado, progresando a caminar y subir escaleras de forma limitada, la primera etapa de la RO sería abordar los efectos del ROM después de la cirugía, habría desacondicionamiento, se tendría que realizar abordaje 1 a 1 con transición a la independencia y ejercicios de rehabilitación. La segunda etapa de RC tendría ejercicio físico bajo supervisión, la RO debería basarse en ejercicio estructurado supervisado junto a pautas para una mejor calidad de vida, abordando los efectos secundarios persistentes y los déficits. La tercera etapa la RC contiene ejercicio grupal independiente (EGI) mientras que la RO se sustentaría en EGI, mejorar el estado físico e intervenciones en el estilo de vida para mejorar el manejo de enfermedades crónicas* (6).

La práctica en campo ha permitido desarrollar un programa de ejercicio físico para el paciente en fase de cuidados paliativos mediante elaboración propia con, objetivos y contenidos correspondientes que se explayará en el próximo capítulo donde figura la exposición de un caso clínico, pero se ofrece una muestra en su estructura (7):

Período inicial: primer contacto y vínculo con el paciente.

Período medio: orientado a la estimulación del movimiento corporal según las necesidades, posibilidades, limitaciones y afrontamiento a las aspiraciones del sujeto.

Periodo final: dado por el acontecer y desenlace del tratamiento.

Biblografía

1- Courneya KS, Friedenreich CM, *"Framework PEACE: an organizational model for examining physical exercise across the cancer experience"*, Ann Behav Med. 2001 Fall;23(4):263-72.

2- Wolin KY, Schwartz AL, Matthews CE, *"Implementing the exercise guidelines for cancer survivors"* J Support Oncol. 2012 Sep-Oct;10(5):171-7. doi: 10.1016/j.suponc.2012.02.001. Epub 2012 May 10. PMID: 22579268; PMCID: PMC3543866.

3- Courneya KS, Friedenreich CM *"Physical Activity and Cancer"*, 2011th Edition

4- Schmitz KH *"Exercise Oncology: Prescribing Physical Activity Before and After a Cancer Diagnosis"*, 1st ed. 2020

5- Hayes SC, Newton RU, Spence RR, *"The Exercise and Sports Science Australia position statement: Exercise medicine in cancer management"* Journal of Science and Medicine in Sport (2019), https:// doi.org/10.1016/j.jsams.2019.05.003

6- Dittus KL, Lakoski SG, Savage PD, *"Exercise-based oncology rehabilitation: leveraging the cardiac rehabilitation model"* J Cardiopulm Rehabil Prev. 2015 Mar-Apr;35(2):130-9. doi: 10.1097/HCR.0000000000000091. PMID: 25407596; PMCID: PMC4342296.

7- García EG *"Conferencia sobre Ejercicio físico en cuidados paliativos"* 2ºJornada Bonaerense de Cuidados Paliativos, Facultad de Ciencias Médicas de la Universidad Nacional de La Plata, República Argentina, año 2019.

CAPÍTULO 5. Presentación de caso

El apartado se basa en el programa de ejercicio físico de una paciente con cáncer avanzado, inscripta en cuidados paliativos mediante el sistema de internación domiciliaria y tratada por un equipo profesional interdisciplinario. Por lo tanto, en primera instancia se hace referencia sobre el marco general para luego especificar el abordaje motriz.

Estudio de caso

Griselda (nombre ficticio) es una paciente de 53 años, desarrollaba trabajo de administrativa desde hace muchos años atrás. Estudio psicología y le apasiona la literatura y el psicoanálisis.

Toma Servicio de cuidados paliativos integrado por médico, psicólogo, trabajador social, enfermero, cuidador y especialista en rehabilitación por el ejercicio.

Presenta diagnóstico de cáncer de mama estadio IV con metástasis cerebrales, óseas, hepáticas; paresia braquio crural derecha, que condiciona impotencia funcional de miembro superior derecho y dificultad en la marcha. Sin dolor oncológico al comienzo. Linfedema post mastectomía en miembro superior izquierdo. Realizó radioterapia craneana, empieza con quimioterapia oral al iniciar el abordaje.

Vive con su hijo (23 años), el resto de sus familiares habitan en otra provincia de la que Ella vive. Separada hace 5 años del padre de su hijo, con quien mantiene buen vínculo. Su red de contención socio afectiva consiste en amigas de hace muchos años.

Anterior al uso del Servicio, Griselda había realizado una consulta médica ante un especialista, quien le comunicó la noticia de que tendría un pronóstico de expectativa de vida inferior a tres meses; por cierto fallido.

El área médica del Servicio de cuidados paliativos define tres etapas de intervención que signan el proceso terapéutico de la paciente, demarcadas por hitos y fechas:

Etapa inicial (mes de mayo de 2017 a noviembre de 2017)

Se extiende desde la admisión al Servicio, luego de una entrevista con Griselda y el hijo (quien la madre no quiere que esté en conocimiento del diagnostico) hasta la aparición de convulsiones.

Comienza con tratamiento de quimioterapia oral con buena tolerancia inicial, en el transcurso del cual presenta efectos adversos: pérdida de apetito, dispepsia, astenia, adinamia; en general bien controlados con el tratamiento farmacológico e higiénico dietético propuesto.

En paralelo empieza a incorporar actividades enfocadas en la rehabilitación física, basada principalmente ejercicio físico, junto a terapias complementarias e integrativas.

La paciente se encuentra en una meseta oncológica, sin progresión de enfermedad según los estudios de control.

Dada por el inicio de convulsiones hasta la progresión hepática.

La paciente presenta episodio de convulsión focal simple (miembro superior derecho). Posterior a la convulsión sufre un retroceso marcado en el aspecto físico, más notorio en miembro superior derecho y en la marcha, lo cual la afecta notablemente en lo anímico. Luego de algunas semanas de ese episodio logra continuar con el tratamiento de rehabilitación con éxito, traducido en la mejora de la paresia braquio crural derecha y en la marcha, así mayor autonomía.

En forma paralela, en estudios de control oncológico aparece un aumento de los valores tumorales, por lo tanto inicia con quimioterapia endovenosa, provocando efectos adversos que tras dos semanas sin aplicación se atenúan.

Concluye con el tratamiento de quimioterapia endovenosa con normalización de los valores de marcadores tumorales, sin progresión de la enfermedad en estudios de imágenes. Aborda tratamiento antihormonal oral.

La intervención terapéutica en esta etapa se apoya en el control de los síntomas, constante trabajo de rehabilitación física, donde predomina el ejercicio físico, con buenos resultados, y consolidación del espacio psicológico.

Progresión de la enfermedad a nivel hepático hasta la muerte en domicilio.

Empieza con dolor abdominal asociado a ascitis a tensión, por lo que se requiere tratamiento que mejore la sintomatología. Estudios de control muestran progresión de la enfermedad a nivel hepático, como consecuencia dolor abdominal y pérdida de la autonomía.

Luego de ser evaluada por su oncóloga se decide iniciar un nuevo tratamiento de quimioterapia endovenosa con regular tolerancia (vómitos, mialgias). En este curso se observa marcado deterioro del estado general, pérdida de autovalimiento y caída de performance status, por lo cual se decide de manera consensuada suspender la quimioterapia. Mientras tanto, continúan convulsiones.

Griselda presenta episodios de dolor irruptivo de intensidad 10/10, asociado a disfagia que le impide tomar medicación vía oral, además somnolencia y desconexión del medio. Se comienza con plan de hidratación subcutánea y plan analgésico.

.   La paciente evoluciona con mal control de dolor a pesar de la escalada de dosis de analgésicos, delirium, deterioro del estado general, mal manejo de secreciones. Se decide sedo analgesia paliativa en domicilio con consenso familiar.

Griselda fallece en su domicilio, con síntomas controlados, bajo sedo anestesia paliativa; acompañada por su familia, amigas y parte del equipo tratante.

Programa de ejercicio físico

El esquema de presentación expresa la caracterización de cada período en acuerdo al estado y la evolución de la paciente durante el tratamiento, mediante ejercicio físico; objetivos, o sea el fin hacia el cuál se dirigen las acciones llevadas a cabo en cada curso, y los contenidos relacionados con el quehacer procedimental.

Período inicial

El período de inicio estaba colmado de incertidumbre por parte de la paciente, con un pronóstico nada alentador; solo tener presente que en una consulta médica la paciente fue advertida, equívocamente, que tendría una expectativa de vida de no mayor a tres meses.

Síntomas como stress, ansiedad, respiración alterada, tono muscular aumentado, cierta debilidad muscular en la función manual y en la marcha, leve trastorno en la sensibilidad, estaban presentes.

La situación de inicio del tratamiento por ejercicios comenzó a revertirse cuando sobre la tercera sesión Griselda expresa espontáneamente: -*"ya tengo mi norte"*- en referencia a que Ella había encontrado un camino de esperanza, cuestión que hizo reflexionar al terapeuta.

Con el correr de las sesiones, la paciente fue normalizando el tono muscular a través de técnicas de facilitación neuromuscular y mayor conciencia sobre el cuerpo y el movimiento. Estaba más tranquila y de buen ánimo.

Objetivos

- Establecer vínculo, generar confianza

- Recuperar la función

- Promover la autonomía en la movilidad

- Reducir los niveles de ansiedad y stress

Contenidos

- Aproximación a la persona

- Manejo del tono muscular

- Técnicas neuromusculares específicas

- Reeducación de la respiración

- Técnicas de relajación

Pasado el mes de trabajo, Griselda se percibía en cierta medida empoderada, recobrando la disponibilidad corporal y motriz que facilitaban su accionar en la vida cotidiana y comenzaba a manejar una agenda social, recreativa y ocupacional del tiempo libre, proyectos de realización de cursos y visitas a familiares en lugares alejados; incluso llegaba a pensar sobre retomar aspectos laborales y productivos.

La motivación, la predisposición, la voluntad, la fortaleza, el anhelo de salir adelante, sobrellevar y ganar la batalla, pero con calma exteriorizada, al menos en las sesiones de ejercicio, eran ejes fundamentales en el pico de este período.

Había momentos de estabilidad de la enfermedad, hasta progresos alentadores en el rendimiento físico, que por un tiempo fueron adaptables; también fluctuaciones y regresiones que al hacerse marcadas y continuas dieron fin al período.

Mientras tanto, ante los avances plasmados y posibilidades de potenciales mejoras, y conforme a que el programa de ejercicio no podía abarcar todas las necesidades, asumiendo la receptividad de la paciente, el terapeuta realizaba recomendaciones acerca de diferentes disciplinas que podían aportar al bienestar personal teniendo en cuenta ciertos síntomas que proliferaban como linfedema, función manual, vértigo, ansiedad y stress. Así Griselda, junto a un grupo de amigas que figuraban como su red de contención, cumplían con el encomiendo. De esta manera, complementaba el programa de ejercicio físico fuera de su casa y sacaba beneficio además del efecto distractor de las salidas.

Objetivos

- Favorecer la motricidad voluntaria y el desenvolvimiento funcional activo

- Reeducación de la marcha y la postura

- Reconfigurar el esquema corporal

- Aplicación de los aprendizajes a la vida cotidiana

- Rol social, incentivar proyectos y deseos

- Generar desempeño

Contenidos

- Esquema corporal

- Control motor

- Postura

- Equilibrio y propiocepción

- Fuerza muscular

- Aptitud aeróbica

- Movilidad articular

- Elongación muscular

- Coordinación

Derivaciones

(A profesionales de otras disciplinas, y en el ámbito exterior al hogar)

- terapia ocupacional: función manual y de miembro superior en un centro de rehabilitación especifico,

- clases de yoga, que se transformaron en sesiones de meditación, a través de una profesora en estudio particular,

- drenaje linfático en gabinete de kinesiología,

- rehabilitación vestibular en clínica especializada,

- paseos recreativos y salidas con amigas.

Período final

Los últimos meses la enfermedad estaba en progreso; Griselda presentaba dolor y debilidad generalizada, ascitis, fatiga. Pasaba el día en cama, eventualmente en silla; la capacidad de deambulación estaba cada vez más restringida, llegando a usar andador, para luego ya caminar pequeños trechos dentro de la casa con asistencia de un cuidador; el nivel de conciencia pasaba de normal en ocasiones, pero los momentos de somnolencia y estado confusional iban en ascenso.

Objetivos

- Aliviar los síntomas

- Mantenimiento de rangos de movimientos articulares

- Cuidados posturales

- Prevención de escaras

Contenidos

- Acompañamiento

- Movilización pasiva

- Habilidades especificas de abordaje

- Técnicas de Posicionamiento

CAPÍTULO 6. **Decálogo de intervención**

Los primeros capítulos de este libro han intentado caracterizar y resumir los aportes de diferentes publicaciones, puntualizar investigaciones y distinguir autores sobre el tema abordado, cuyo estudio ha conquistado adeptos y adquirido trascendencia con el transcurrir del tiempo.

Luego de una experiencia de trabajo en campo, transitando por casas de formación y brindando conferencias, permiten al escritor contribuir a todo ese conocimiento mediante la elaboración de propia autoría con un manuscrito de carácter abierto y en permanente construcción, que por razón de 10 ítems ofrece pautas de actuación y afrontamiento relativo al problema detallándose en adelante, denominado ***"Decálogo de intervención del ejercicio físico en cuidados paliativos con carácter de internación en domicilio"*** *(García EG, 2023)*.

1- Conocer al paciente y su ambiente

Obtener información del individuo sin ser invasivo ni anteponer la enfermedad sobre la persona, sirviéndose de la capacidad de percepción del terapeuta junto al dialogo más que la entrevista. Mostrar interés por el historial motriz y corporal, las necesidades actuales, gustos y preferencias. Sumado lógicamente al historial clínico, interiorizándose sobre el diagnóstico, el estado actual, los síntomas, estudios y tratamientos que realiza el convaleciente.

Empeñar atención al comportamiento del paciente, observar el entorno familiar y eventuales cuidadores, y la relación con el protagonista. Interactuar con enfermería y equipo interdisciplinario Tener en cuenta el espacio físico para realizar las sesiones, ya que la atención se circunscribe al hogar.

De este modo aplicar como estrategia en cierta medida un análisis FODA, es decir: fortalezas, oportunidades, debilidades y amenazas de la situación.

2- Establecer vínculo

En ocasiones podría caracterizarse al paciente paliativo como una persona débil, angustiada, con miedos y temores. A veces conocedor del diagnostico y el pronóstico de la enfermedad, consciente de su estado funcional, y otras no. La depresión y/o la ansiedad son habituales.

Según la práctica profesional, la constitución del lazo se desarrolla de modo natural si existiese compromiso del terapeuta, apertura del paciente y nulas interferencias por parte del grupo familiar o terceros.

Hay casos que en el comienzo del tratamiento la llegada del terapeuta es anhelada por parte del paciente; también están los otros que se preguntan si es necesaria la intervención ya que se autoperciben imposibilitados.

Las claves para la construcción del vínculo correspondientes al profesional del ejercicio posiblemente transiten por la persuasión de su accionar y la instauración de valores como empatía, respeto, acompañamiento, confianza, esperanza, sinceridad.

3- Adaptar y facilitar el programa de ejercicios

Hipocinesia, síndrome de inmovilidad, kinesiofobia, comorbilidades, síntomas asociados a la enfermedad, lejano historial motriz entre otros motivos crean incertidumbre, en algunos casos reticencia, hacia la practica corporal en el paciente.

Así el terapeuta debe crear estrategias que posibiliten la accesibilidad de la persona al plan de ejercicios.

Aspectos cruciales en el trato profesional con respecto al paciente serán la tolerancia, la paciencia, la apertura, la empatía, la receptividad.

Evitar aumentar el dolor y la fatiga, favorecer la autoestima, crear un clima agradable, dedicar contención, diferentes opciones de tratamiento, ajustar el abordaje al paciente, considerarlo como participe activo, proponer tareas simples de resolución de problemas promoviendo situaciones de autoeficacia, tener en cuenta sus necesidades, brindar ayudas, plantear asistencias que favorezcan las actividades de la vida diaria son acciones a implementar.

4-- Favorecer el desenvolvimiento funcional respetando la historia personal, su disponibilidad corporal, el día a día.

Aplicar y transferir los contenidos de las sesiones hacia una motricidad activa y voluntaria por parte del paciente de acuerdo a sus necesidades de la vida cotidiana (salir de la cama por sus propios medios, levantarse de una silla, ir al baño, cumplir con higiene, etc.) adecuándose al estado funcional.

Respetar los tiempos del sujeto; no obstante de ser posible crear hábitos de conducta, participación en las sesiones, cumplimiento de días y horarios, disciplina. Si bien respetar la patología, no subestimar a la persona, motivando su desenvolvimiento motriz dentro de las posibilidades y limitaciones.

No todos los días serán iguales. Habrá períodos buenos y otros malos. En los días "buenos" donde el paciente se siente muy capaz es recomendable racionalizar esfuerzos y no dejar llevarse por la emoción, en los días "malos" manejar los tiempos tratando de dar el mejor aporte que no necesariamente será el movimiento. Una regla aconsejable es "mejor quedarse con poco que hacer de más", ya que ir hacia adelante se asume pero al excederse no se podrá volver atrás si es que ocurre algún perjuicio como fatiga, dolor, en el mejor de los casos. Todo ello es parte de la dosificación del ejercicio físico en cuidados paliativos.

Ajustar las sesiones a los tratamientos médicos específicos del paciente (ejemplo: esquema de quimioterapia, estudios clínicos, etc.).

5- Acto educativo

En adición al abordaje terapéutico un programa de ejercicio físico con pacientes en cuidados paliativos debe preciarse como un proceso de enseñanza aprendizaje reciproco entre el profesional del ejercicio físico, paciente, familia, equipo interdisciplinario, con múltiples interacciones e interrelaciones.

El facultativo con su saber debe observar, escuchar, interactuar, aprender del paciente; cultivarse de la experiencia vivida, el afrontamiento de la enfermedad, el proceso de resiliencia; todo ello humanizará y optimizara el abordaje, cooperando incluso en próximos desafíos con otros tratamientos, ya que la dinámica inmersa exige constante toma de decisiones.

Un enfoque cognitivo conductual no será el método más sencillo de implementar, pero asumirá probablemente gran compromiso con la persona.

Individualizar y especificar la labor dentro de un clima positivo motivarán importantes beneficios para las sesiones.

Seguir el abordaje de acuerdo a los deseos del paciente, su evolución, demás condicionantes del proceso, incentivando la motivación sin generar falsas expectativas será una premisa a seguir.

6- Reaprendizaje corporal y motriz

La enfermedad redunda en cambios físicos y corporales afectando el desempeño funcional y la percepción de la apariencia física de la persona disminuyendo la calidad de vida general.

Tono muscular alterado, movilidad restringida, linfedema, resección, ostomía, efectos adversos de fármacos y tratamientos, provocan modificaciones por lo que habrá una reconfiguración del esquema corporal a las nuevas circunstancias o situaciones a la cual el paciente se tiene que adaptar y el especialista atender.

Déficits en la sensibilidad, la propiocepción, el equilibrio, la postura, la fuerza muscular, entre otros serán los inconvenientes por lo que un programa de ejercicio físico deberá amoldarse a ello.

En relación a la imagen corporal la práctica del ejercicio intentará provmover aceptación, superación y autoestima.

No debe pasarse por alto la enseñanza en el uso de asistencias para la marcha o cualquier otra adaptación que faciliten el desempeño corporal y motor.

7- Incluir capacidades físicas, habilidades funcionales y nociones psicomotrices

La investigación en tratamientos paliativos por el ejercicio se basa en estimular las capacidades físicas de fuerza muscular, también llamada resistencia por la literatura referente al tema, capacidad aeróbica y flexibilidad. Yoga y taichí son prácticas corporales opcionales pero con menos difusión en nuestro medio.

En total acuerdo con aquello, no obstante debe tenerse en cuenta la estimulación, y principalmente la educación y reeducación del esquema corporal, control postural, postura, marcha, desplazamientos, movilidad articular, elongación, propiocepción, equilibrio, coordinación, respiración, tono muscular, relajación. Habilidades de la vida diaria que impliquen motricidad.

Si bien deben emplearse técnicas que busquen el movimiento activo del paciente, en estadios avanzados posiblemente sean necesarios procedimientos de motricidad activa-asistida y pasiva.

8- Variabilidad en la tarea motriz

Concertar un arsenal didáctico en la implementación de ejercicios para tener opciones de trabajo, como así también su aplicación en el momento oportuno.

Generar diferentes estrategias, evaluar, aplicar, innovar, sorprender, crear, no solo son parte de la calidad de tratamiento que romperá con el hábito y la rutina, sino también causará impacto en el paciente mostrándose el profesional de modo comprometido, aliviando el trauma convaleciente y reduciendo la sensación de soledad del pasar.

9- Contextualizar la investigación

Las publicaciones científicas rigen el accionar profesional. De lo más apasionante es realizar un trabajo de campo basado en un artículo específico, sumado a la continua consulta del estado del arte y de las últimas novedades bibliográficas que orientan la temática.

No obstante, la realidad está atravesada por infinidad de variables, como el accionar y tomas de decisiones que son propias de casos únicos. Esto hace repensar la teoría y la información extrapolada. Así la data empírica debe ajustarse al campo y a la propia realidad.

Construir el trabajo de campo con bases científicas, sin llegar a un conocimiento rígido que no permita flexibilizar el abordaje es una posible solución al problema.

Leer, estudiar, reunir información, analizar, cotejar, interpretar datos, proporcionar utilidad al manejo diario para que ese conocimiento le llegue al paciente de modos útil y significativo, concluir, aplicar, y a partir de ello crear nuevo conocimiento es una promisoria propuesta.

10- Valorar a la acción humana

El transitar del paciente en cuidados paliativos es emocionalmente estresante. Pérdida de autonomía e independencia, sentimientos de angustia, cambios de rol social, fatiga y debilidad física, etc., dificultan el afrontamiento de la realidad. Por ello cualquier hecho que enaltezca la dignidad de la persona debe ser advertido, perseguido y promovido.

Durante las sesiones suelen aparecer episodios de desmotivación y decaimiento donde la persona se pregunta ¿para qué hago esto?, ¿tiene sentido?, otras veces siente incapacidad, también se sorprende al escuchar la voz del terapeuta diciéndole ¡bien hecho!, ¡lo felicito!, por lo que este tipo de pacientes tienen una gran necesidad de darle valor a su voluntad y el trabajo, lo que mejora la autoestima, pero más que ello aún, eleva a una grandeza espiritual.

Propuestas metodológicas entonces tenderán a exaltar la intención por el obrar; remarcar la capacidad de autosuperación. Resaltar las fortalezas. Destacar el grado de compromiso que tiene el paciente, la capacidad de resiliencia; valorar la disponibilidad, la predisposición, el empeño. Subrayar cada momento positivo. No minimizar el esfuerzo, el trabajo, los logros, aunque tampoco crear falsas expectativas ni sobreactuar. El terapeuta deberá moderar sus emociones y elegir el momento oportuno en el cuál intervenir con refuerzos positivos teniendo en cuenta las características y necesidades del paciente.

CAPÍTULO 7. **Recapitulación**

El objetivo principal de los cuidados paliativos es mejorar la calidad de vida de un paciente con expectativa de vida potencialmente limitada, siendo el ejercicio físico un medio excluyente para tal fin. La atención domiciliaria es apropiada en esa relación potenciando los resultados.

La investigación creciente en la última década avala la implementación del ejercicio físico en los cuidados paliativos. Existe un claro potencial para el uso de intervenciones con ejercicios en cuidados paliativos para enfocarse en el bienestar fisiológico y psicosocial como por ejemplo, entre otros, un aumento del estado, rendimiento y de la función física, disminución de la fatiga, el dolor y la angustia psicológica, mejor calidad del sueño. Ayuda en la estructura de la vida cotidiana y ofrece un sentimiento de esperanza para el futuro, mejor relación con su entorno; alivio de muchos efectos secundarios comunes que experimentan los pacientes con enfermedad progresiva.

El ejercicio paliativo está atravesado por múltiples factores y componentes que lo constituyen con una dinámica propia, entre ellos cuestiones referentes al paciente y la familia, aspectos inherentes al programa de ejercicio, y factores médicos. Comprender el proceso reducirá el margen de error en la toma decisiones respecto al abordaje.

La prescripción del ejercicio físico en sobrevivientes con cáncer es investigada y puesta en práctica. Mientras tanto es necesaria la organización del ejercicio físico en cuidados paliativos desde el propio campo.

Solo la presentación de un estudio de caso exhibe mínimamente la multiplicidad de variables que ocurren en el acontecer paliativo configurando un proceso complejo en el cuál el tratamiento multidisciplinar es indispensable. No obstante, en el paciente, la persona, el ser humano, es donde se ven reflejado todos los esfuerzos.

Otra visión sobre el conocimiento del paciente, establecimiento de vínculo, accesibilidad al ejercicio físico, dotar de sentido educativo a las sesiones, innovación metodológica, fundamentar el trabajo en la ciencia aunque contextualizado a cada caso, valorar la acción humana del paciente paliativo, son contribuciones de autoría propia a la actuación e intervención que se suman a recomendaciones de referentes sobre el tema.

Finalmente, distinguirse los aportes del ejercicio físico a la calidad de vida de la persona que transita por cuidados paliativos, junto a la promoción del estudio, la investigación y la divulgación sobre la materia.

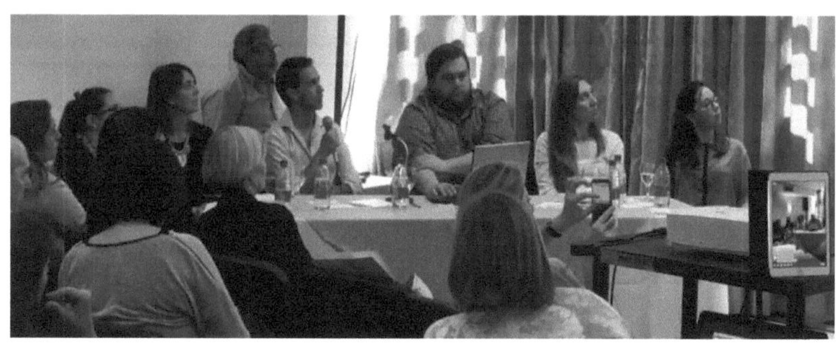

Disertación sobre *"Ejercicio físico en cuidados paliativos"* en la Jornada *"Intervención del equipo interdisciplinario en internación domiciliaria"*, Ateneo Interinstitucional organizado por la Asociación Argentina de Medicina y Cuidados Paliativos (aamycp), ciudad de La Plata, República Argentina, año 2019.

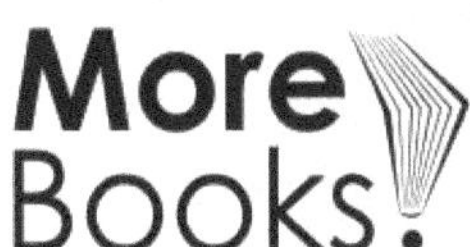
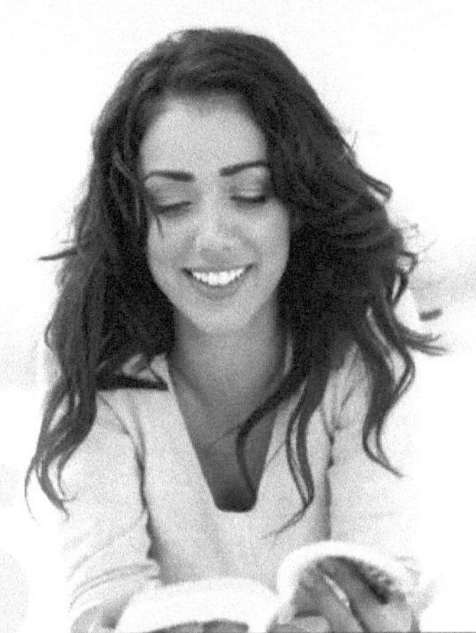

I want morebooks!

Buy your books fast and straightforward online - at one of world's fastest growing online book stores! Environmentally sound due to Print-on-Demand technologies.

Buy your books online at
www.morebooks.shop

¡Compre sus libros rápido y directo en internet, en una de las librerías en línea con mayor crecimiento en el mundo! Producción que protege el medio ambiente a través de las tecnologías de impresión bajo demanda.

Compre sus libros online en
www.morebooks.shop

info@omniscriptum.com
www.omniscriptum.com

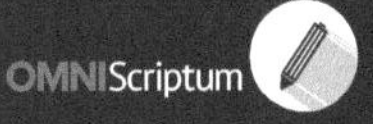

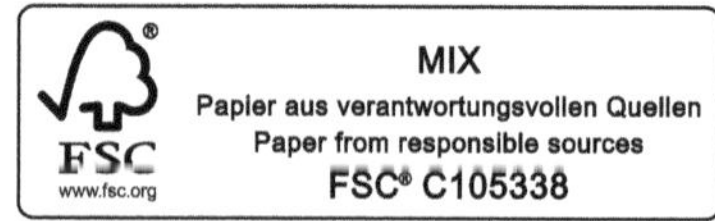

Printed by Books on Demand GmbH, Norderstedt / Germany